ANATOMIE ET PHYSIOLOGIE

MÉMOIRES DE L'AUTEUR:

De l'assainissement des eaux vannes (en collaboration avec M. L. Krafft). Mémoire couronné par la Société impériale d'encouragement.

De l'assainissement des amphithéâtres d'anatomie. Mémoire approuvé par le Conseil de salubrité, la Faculté de médecine, les hôpitaux de Paris, et couronné par l'Académie des sciences.

De l'embaumement. Seul Mémoire approuvé par l'Académie de médecine dans le concours des embaumements devant cette Société savante.

D'une circulation du sang dérivative dans les membres et dans la tête chez l'homme. Mémoire approuvé par l'Académie de médecine et couronné par l'Académie des sciences.

D'une circulation du sang spéciale au rein des animaux vertébrés mammifères et de la sécrétion des urines qu'elle y produit.

IMPRIMERIE DE ALP. BRELET, RUE NEUVE, A AURILLAC

COMMENTAIRE

SUR LA

STRUCTURE MICROSCOPIQUE

DU REIN DES VERTÉBRÉS

A L'OCCASION D'UN MÉMOIRE DE M. CH.-F. GROSS SUR LE MÊME SUJET

PAR

J.-P. SUCQUET

DOCTEUR EN MÉDECINE DE LA FACULTÉ DE PARIS, ANCIEN PRÉPARATEUR D'ANATOMIE AU MUSÉE DE CETTE FACULTÉ, LAURÉAT DE L'INSTITUT, CHEVALIER DE LA LÉGION-D'HONNEUR

Provando e riprovando.

Avec une planche dessinée par Lackerbauer

PARIS

ADRIEN DELAHAYE, LIBRAIRE-ÉDITEUR

PLACE DE L'ÉCOLE DE MÉDECINE

1869

COMMENTAIRE

SUR LA

STRUCTURE MICROSCOPIQUE

DU REIN DES VERTÉBRÉS

Dans le courant de l'année présente, M. Ch. F. Gross, docteur en médecine, licencié ès sciences naturelles, etc., a publié, à Strasbourg, un Mémoire sur la structure microscopique du rein.

Ce Mémoire a reçu un accueil très-flatteur du *Journal de l'anatomie et de la physiologie de l'homme et des animaux*, publié par M. le professeur Ch. Robin, etc. Une analyse élogieuse et approbative en a été faite dans le numéro 4, juillet et août 1868. Bien que cette analyse ne porte pas de signature, je ne doute pas qu'elle n'ait été agréée par M. Robin, et j'accorde à ce travail tout l'avantage de cette adhésion et de cette solidarité. En conséquence, les critiques dont ce Mémoire sera l'objet, auront un double objectif, M. Gross et le journal que je viens de nommer.

On distingue dans ces recherches trois parties, l'une historique et les autres relatives à l'étude anatomique des tubes urinifères et à la circulation du sang dans le rein.

La partie historique a pour but de nous faire connaître les travaux des histologistes allemands, depuis que le professeur Henle, de l'Université de Gœttingen, ranima les travaux sur le rein, en 1862, par la découverte des tubes en anse qui portent aujourd'hui son nom. Cette partie du

Mémoire qui analyse les recherches des plus illustres micrographes de l'Allemagne, de Kolliker, Schweiger-Seidel, Roth, etc., me paraît bien traitée. Je dis : me paraît, car je suis incapable d'en juger convenablement moi-même. Les langues vivantes sont malheureusement très-négligées en France, et les programmes universitaires contiennent une lacune regrettable à ce point de vue. Mais je prends mon opinion dans le *Journal de l'anatomie*, dont le goût pour l'érudition n'est pas le moindre mérite.

M. Gross nous fait bien entrevoir tout le mouvement scientifique qui s'est produit autour de cette question au-delà du Rhin. Notre pays y est resté à peu près étranger, et nous pressentons seulement aujourd'hui l'ardeur des controverses que ce difficile problème de la structure du rein a soulevées tour à tour à Gœttingen, à Vienne, à Halle, à Berlin.

Et pourtant quel est le résultat obtenu? A quoi servira tant de généreuse animation, si libéralement dépensée? Je ne puis me défendre d'un sentiment de tristesse en voyant cette pléiade d'anatomistes illustres, courbés sur un sillon sans issue. La vérité coûte cher aux hommes. Mais n'est-ce pas l'honneur de l'esprit humain de la poursuivre partout, même dans l'erreur? L'erreur n'enlève rien à la noblesse de son désir et de ses efforts.

M. Gross aurait dû borner son travail à cette partie historique dont tout le monde le remerciera. Mais il a voulu vérifier par lui-même les résultats des savants allemands. Pourquoi? Il sait mieux que personne qu'ils se sont contrôlés respectivement et avec ardeur, sans atteindre à l'unité de vues. Répéter exactement les mêmes recherches, avec les mêmes moyens d'investigation, après tant d'hommes éminents, devrait au moins paraître inutile. L'accord n'est pas fait, et, sans vouloir diminuer en rien le mérite de M. Gross, j'ajouterai qu'il ne se fera, dans cette voie par personne, ni en Allemagne ni en France.

Une sorte de conciliation semble pourtant se préparer, au profit des travaux de Schweiger-Seidel, professeur d'anatomie à Halle. Mais c'est de guerre lasse qu'elle s'établit. Les moyens de recherche restant les mêmes partout, on arrive un peu partout aux mêmes résultats, et la question semble entrer dans une période d'apaisement qui peut paraître de la stabilité relative.

Elle n'est que relative, en effet. Le mouvement gagne aujourd'hui notre pays, où tout esprit de protestation contre les théories de Bowman n'était pas éteint. En 1865, lorsque M. M. Sée publia, dans les archives de médecine, un aperçu des travaux de Henle, je m'occupais déjà depuis quelque temps de la structure du rein et j'eus l'honneur de remettre entre ses mains un opuscule dans lequel les tubes contournés et certains tubes droits du rein étaient regardés comme des veines portes. Ce mouvement s'arrêtera-t-il? Le Mémoire de M. Gross semble faire pressentir le contraire. Mais si les anatomistes français doivent susciter, à leur tour, l'étude de ce problème délicat, il faut espérer qu'ils y apporteront l'esprit net et pratique qui caractérise leurs travaux. Or, pour cela, il faut abandonner les méthodes de recherche transmises par l'Allemagne, méthodes dont les conclusions paraissent se consolider, uniquement parce qu'il n'y en a pas d'autres.

Mais pour faire comprendre l'évolution de cette question, entrons dans quelques détails rétrospectifs et rapides.

En 1842, Bowman, anatomiste anglais, fit accepter l'opinion que chaque tube urinifère commençait à son extrémité corticale par un renflement en capsule, renfermant un glomérule vasculaire, que ce tube se contournait ensuite très-irrégulièrement, atteignait les prolongements médullaires, y devenait rectiligne, descendait dans la substance médullaire du rein, et, se réunissant enfin à des congénères ayant suivi le même trajet, se terminait par une ouverture commune aux papilles du rein.

En physiologie, on pensait que les éléments de l'urine, formés dans la profondeur des tissus animaux par le mouvement moléculaire nutritif, étaient absorbés par les vaisseaux, et, arrivés avec le sang dans ceux du glomérule malpighien, ils en étaient séparés par une dialyse exosmotique, pour être versés dans la cavité de la capsule, origine des tubes urinifères.

Le calme vint. Mais il ne fut pas de longue durée. La théorie de Bowman régna vingt ans, et l'illustre professeur Henle fit alors contre elle un pronunciamento qui ruina sa fortune et son crédit. Il découvrit une nouvelle espèce de canaux médullaires, les tubes en anse, sans communication avec les tubes urinifères, lesquels se termineraient par des réseaux dans la substance corticale du rein.

C'était couper en deux les voies supposées de l'urine et séparer la partie originelle qui produisait ce liquide, de la portion terminale chargée de le porter au dehors. Des travaux nombreux furent exécutés immédiatement pour vérifier des assertions aussi inattendues, et des controverses très-vives s'élevèrent de toutes parts. Henle resta cependant inébranlable, et dans la nouvelle édition de son anatomie, nous le retrouvons ferme dans son opinion.

Les tubes en anse furent généralement acceptés. Mais il fallait trouver une issue pour ce débat. Il fallait rétablir le cours probable de l'urine, en intercalant les tubes nouveaux dans les anciens. Ce fut particulièrement l'œuvre de Schweiger-Seidel et avec lui de Roth, de Ludwig de Zawarikin, etc. On commença par affirmer la continuité des tubes de Henle avec les tubes urinifères, malgré l'opposition de cet anatomiste qui les avait découverts. Et enfin on rattache aujourd'hui ses tubes aux canalicules contournés. Le passage de l'urine est ainsi reconstitué depuis le corpuscule malpighien jusqu'aux pores papillaires.

On est moins avancé en physiologie. Le corpuscule malpighien est en voie d'occultation de plus en plus prononcée. La fonction urinaire dont il était gratifié depuis plus de deux siècles, lui est retirée plus ou moins, pour être dévolue aux canalicules contournés et à ceux de Henle. Cette évolution est le fruit des recherches de Huschke, lequel déclara le premier, en 1822, que les glomérules de ces petits corps étaient des pelotons vasculaires, au lieu d'être des acini glandulaires, comme le voulait Malpighi. Voilà où en sont actuellement les histologistes allemands, séparés ici de M. Gross et du *Journal de l'anatomie* qui ne peut regarder le rein comme une glande excrétoire, contrairement à l'opinion de M. Robin.

Dans un premier chapitre, M. Gross aborde l'étude des canalicules urinifères, sans injection préalable du rein, et par la méthode de Schweiger-Seidel, c'est-à-dire par l'isolement de ces canalicules, après leur macération pendant quinze à vingt heures dans l'acide hydrochlorique.

Que prétend faire ainsi M. Gross? Mais cette question porte plus loin que M. Gross. Que prétend faire la micrographie, en étudiant les reins de cette manière? La question est insoluble par ce procédé. Je vais même plus loin, elle est insoluble, soit en Allemagne, soit en France, avec tous les procédés que la micrographie sans alliage pourra produire.

Henle, Schweiger-Seidel, Roth, étudient le rein après une macération dans l'acide hydrocholorique, Moleschoth dans l'acide acétique, Meyerstein dans l'acide sulfurique, d'autres dans une dissolution de potasse. Mais, qu'il soit acide ou alcalin, le menstrue aboutit toujours à un résultat unique, celui de rendre les tubes séparables. Il n'y aboutit qu'en dissolvant quelque chose qui les retenait ensemble. Ce quelque chose, d'après les uns, est le stroma du rein, stroma problématique dans la substance corticale. D'autres pensent que le menstrue attaque les capillaires sanguins qui unissaient les tubes. Mais ces capillaires, lorsqu'ils sont injectés, se retrouvent après l'isolement des tubes brisés, mais bien conservés. Ce que les dissolvants acides ou alcalins détruisent, ce sont les fines arborisations des tubes urinifères, arborisations touffues qui retenaient les tubes entre lesquels elles se glissent en tout sens. De sorte que ces arborisations qui résoudraient le problème, si elles étaient vues, n'existent plus quand on les cherche. Pour réussir à les voir, on commence par les détruire. Il ne reste plus alors que les troncs et leurs grosses branches que les micrographes, Henle comme Schweiger-Seidel, constatent à l'envi, sans pouvoir jamais s'accorder.

Il faut observer les arborisations ultimes des tubes urinifères sans l'intermédiaire des dissolvants, sur un tissu rénal sans préparation. Mais, dans ce cas, la question n'est pas du domaine de la micrographie, sans alliage avec d'autres moyens d'étude. Quel que fût l'œil exercé du chercheur, une tranche de tissu rénal formée de tubes divers mêlés de toutes les manières, traversée dans toutes les directions par des capillaires vasculaires, ne laisserait jamais atteindre une démonstration irrécusable. L'entreprise n'a pas été tentée; elle ne le sera pas. A la micrographie, il faut adjoindre les injections.

Mais l'injection des tubes urinifères jusque dans leurs arborisations dernières, est d'une extrême difficulté. Son résultat découragea Schweiger-Seidel, et lui fit adopter l'étude de ces canaux par la macération et l'isolement. Stein n'avait jamais pu injecter les canaux au-delà des pyramides corticales, et, si je juge des injections en général, par celles de M. Gross qui lui avaient pourtant causé beaucoup de joie, il faut admettre que les injections n'ont encore donné que des résultats rudimentaires.

Cependant John Hunter, Toynbee, Gerlach, Ludwig, Hyrtth, etc., etc., disent avoir rempli les canaux contournés jusqu'à la capsule de Bowman et cette capsule ellemême par l'urétère. Il y a là évidemment une inconnue à dégager. Si cela était, il n'y aurait plus ni à chercher ni à discuter.

Voici quelle est mon opinion à ce sujet. Les tubes urinifères se ramifient dans la substance corticale en branches récurrentes, très-contournées quelquefois. A la suite d'injections même très-insuffisantes, ces branches récurrentes ont pu être regardées comme des tubes contournés injectés. Mais la cause la plus gé érale de ces erreurs réside dans l'injection des tubes urinifères par l'uretère. Pour faire pénétrer le liquide injecté dans les pores papillaires, on exerce des pressions plus ou moins vives sur le bassinet; on produit ainsi des ruptures du tissu rénal aux points d'insertion de cette poche membraneuse. Ces ruptures introduisent l'injection dans les veines, d'où elle passe facilement dans les canaux contournés et même dans les corpuscules malpighiens. Dès le début de ce travail, j'injectais aussi par l'uretère, ignorant qu'il pût exister un autre lieu plus convenablement disposé pour ces injections, et j'avais des ruptures que je trouvais en suivant les veines injectées jusque sur quelque point de l'attache du bassinet.

Il faut injecter les tubes urinifères par les pores papillaires eux-mêmes. Cette nouvelle méthode d'injections offre de grands avantages. Elle supprime l'intermédiaire du bassinet, les pressions qu'on lui faisait subir et, par suite, les ruptures de la substance du rein. Elle applique directement l'injection à l'un des bouts des tubes de l'urine et permet de pousser l'injection jusqu'aux dernières arborisations qu'ils présentent. Ces injections sont néanmoins très-difficiles encore, et il est probable que si le hasard ne m'avait pas aidé suffisamment dès la première injection, pour me faire entrevoir ce qu'elles pouvaient produire, je ne me serais point obstiné à les pratiquer. Il ne faut point espérer réussir à peu près plus d'une fois sur vingt, quelles que soient les modifications qu'on tente. Mais enfin, on peut réussir, et j'ai sous les yeux des reins dans lesquels les divers degrés de l'injection, jusqu'aux arborisations dernières des tubes périphériques, peuvent être étudiés.

Ces injections sont praticables sur le rein du mouton particulièrement, parce que les papilles n'y sont point séparées et libres. Elles forment dans le bassinet largement ouvert une crête coalescente. Avec les doigts de la main gauche, on la tend pour la rendre résistante. De la main droite, on prend alors une seringue pleine, assez petite pour être manœuvrée facilement, et on applique son bout sur les pores papillaires, en appuyant modérément pour s'opposer à la fuite de l'injection. On divise ensuite le rein par une incision qui partage en deux la crête papillaire, la substance médullaire et la substance corticale, suivant sa longueur.

Lorsqu'on a été assez heureux pour réussir, la moëlle du rein offre dans son épaisseur un cône injecté, solide, dont le sommet est représenté par l'aire de la canule de la seringue et dont la base se trouve à la base des pyramides. Ce cône augmente avec rapidité de largeur. A la voûte du rein, il a plus de dix fois l'étendue de son sommet. Tous les tubes qui le composent, ne sont pas destinés à la substance corticale. Un grand nombre finit dans la substance médullaire, dans laquelle les divisions dychotomiques sont de plus en plus déliées, se terminant, je crois, par des ramuscules rares et courts. Au niveau des prolongements médullaires, un certain nombre de tubes urinifères traversent le réseau des gros vaisseaux de la voûte, dont la présence gêne leur ascension et les force à s'incurver pour atteindre la région corticale. Dans ce point les tubes sont serrés les uns à côté des autres, en gerbe (*fig.* 2), et j'en ai compté jusqu'à onze à douze d'injectés. Ces tubes donnent toujours des divisions. Les premières, à la partie inférieure des pyramides de Ferrein, s'arborisent en touffes sans s'incliner à droite ou à gauche. Plus haut, elles s'éloignent de l'axe de la pyramide, pour atteindre de leurs arborisations ses côtés qui s'élargissent en montant. Plus haut encore, les branches offrent une courbe à convexité périphérique, deviennent récurrentes (*fig.* 5), quelquefois contournées pour étaler leurs arborisations dans l'épaisseur accrue de la pyramide. Vus par la surface du rein, les tubes sont tous récurrents, ainsi que leurs grosses branches, et ramènent leurs arborisations au-dessous de la périphérie de l'organe (*fig.* 4). Dans cette région les canalicules urinifères sont encore très-larges, mais je pense que l'injection les distend et cause la diversité de leurs volumes.

Les arborisations de ces tubes sont courtes, trappues, les unes sur les autres. On en trouve quelquefois, à l'extrémité des canalicules, avec la forme de chou-fleur (*fig.* 4). Les dernières ramifications sont irrégulières et présentent des dilatations et des resserrements brusques, et leur ensemble donne l'idée de cavités diverses, courtes, se formant bientôt en canaux, pour constituer des arborisations très nettes (*fig.* 5).

L'injection dont je me suis servi dans les circonstances que je viens d'indiquer, est une solution légère de poudre de sang-dragon dans l'esprit de vin. Déjà cependant mon Mémoire contenait les principaux renseignements sur cette injection et sur ses résultats, mais ils ont été passés sous silence par M. Gross. Pourquoi? Quelle que fut son opinion à ce sujet, ainsi que les motifs de son opinion, il les devait à ses lecteurs.

Les nouveaux dessins ont été soumis dernièrement à l'examen d'un très-éminent micrographe dont l'opinion n'est point acquise à ce travail. Après une observation très-attentive et silencieuse, il déclara que ces reproductions ne contenaient que la moitié de la preuve. En l'état actuel de la science, il n'est pas possible, dit-il, de se prononcer sur la nature d'un canal quelconque, sans avoir reconnu ses éléments constituants. C'était donner le dernier mot à la micrographie et à la micrographie sans alliage.

On a fait, dit-il encore, dans ces derniers temps des injections sur lesquelles on est obligé de revenir maintenant, certaines injections du foie, par exemple en Allemagne. Mais ces injections qui s'étendaient, par des ruptures des canaux excréteurs, dans des interstices cellulaires assez réguliers pour simuler des réseaux canaliculés, ne peuvent se comparer à l'injection isolée d'un tube urinifère seul avec ses seules arborisations, comme le montre la figure 4 de la nouvelle planche. Ici c'est un arbre solitaire dont on suit les divisions solitaires dans la substance corticale restée transparente.

Je n'ai pas de goût pour les discussions orales inconciliables. Elles prennent facilement quelque chose de personnel qui froisse le sentiment des convenances respectives que l'on se doit, et je suis sûr que mon honorable interlocuteur d'alors éprouve, à cet égard, la même impression que moi. L'entretien n'eut pas de suite sur ce point.

Ce décret absolu sur la méthode d'étude à suivre est-il irrévocable? Je ne le pense pas. La recherche de la structure du rein a été dévolue naturellement à la micrographie à cause de la ténuité de ses éléments composants. La micrographie a pris son temps. Elle a institué des doctrines pour les renverser ensuite de ses mains. Elle a tenté d'aider à sa tâche par des injections infructueuses. Elle a beaucoup controversé, car s'il y a un point d'anatomie qui ait été livré à la discussion, c'est celui-ci. Après plus de deux siècles de dissentiments sans fin, le moment est-il bien choisi pour rendre des arrêts en cette matière, au nom d'une méthode de recherche qui s'est montrée radicalement insuffisante. Il faudra bon gré malgré qu'elle s'adjoigne les injections. C'est à elles qu'il appartient avant tout de résoudre ce point d'anatomie. Elle ne vient qu'après elles pour constater leur résultat, et non pour contester leur vertu; car elle fut inhabile à toute conclusion. L'expérience sur ses moyens a duré convenablement.

Dans le chapitre deux de son Mémoire, M. Gross s'occupe spécialement de la circulation du sang dans le rein. Il passe en revue les artères radiées, les corpuscules malpighiens, les artères émergentes et les réseaux qu'elles forment avant de se terminer aux veines. D'autres diront peut-être l'insignifiance des injections de M. Gross sur ces différents sujets. Je ne veux pas entrer dans ces détails. Les torts de M. Gross, s'il en a, ne détruiraient pas les miens, car je dois bien en avoir aussi quelques-uns, au moins d'un autre genre. Je sais aujourd'hui, par exemple, que j'ai cru, sans fondement, avoir démontré, le premier, l'origine des artères droites, l'artérialité du vaisseau sortant des corpuscules, ainsi que les réseaux anastomosés qu'ils constituent dans le rein. La méthode de travail que j'ai adoptée et dont je dirai un mot tout à l'heure, m'expose à ces sortes d'illusions. J'ai lu, depuis, ces résultats consignés dans le savant ouvrage de M. Milne-Edwards, ouvrage qui restera comme un monument élevé aux sciences naturelles physiologiques.

Mais ces torts ne sont pas irréparables. D'abord on n'emprunte généralement ainsi qu'aux riches, et le préjudice qu'on peut porter est alors moins grand. On est ensuite très-encouragé de se trouver d'accord avec une opulente maison, puis on rembourse avec empressement, et les intérêts sont enfin payés en respect pour les grands biens qu'on y a vus.

M Gross assure donc brièvement que cette circulation était connue avant moi. Cependant il m'était resté quelque espoir d'avoir jeté quelque lumière sur la composition intime du glomérule malpighien. En montrant comment l'artère immergente se décompose en branches et en rameaux pliés et repliés sur eux-mêmes et décroissants, pour se recomposer ensuite par des rameaux et des branches toujours repliées et croissantes jusqu'au tronc de l'artère émergée, je croyais avoir donné une bonne idée de sa constitution et de la marche du sang dans son intérieur. Nous savions ainsi que le sang rénal artériel parcourt trois réseaux successifs et serrés avant d'atteindre la fin de sa course. Ce point d'anatomie n'était pas indifférent. Il fait comprendre comment ce sang pressé dans ces réseaux tortueux peut laisser transpirer par ses artères la quantité de sérosité nécessaire à la formation de l'urine. M. Gross ne tient pas compte de ce détail. Il dit bien, quelque part, qu'on a fragmenté les glomérules injectés et retirés de leur coque, et cela avec avantage pour l'étude. Mais quel est cet on?

Je croyais également qu'il y avait dans le réseau général

des artères émergentes, réseau si net dans mes figures, un point tout à fait nouveau. C'est celui des larges communications qui s'y trouvent représentées avec un certain ordre de veines. Ces communications n'avaient jamais été vues. On se bornait à dire : ici le sang passe des artères dans les veines. Il y avait pourtant là quelque chose de particulier, car M. C. Bernard nous a appris que le sang des veines émulgentes est encore artérialisé.

Les larges communications artérioso-veineuses que j'ai signalées nous expliquent maintenant pourquoi. Elles sont suffisantes pour que la pression communiquée au sang par les artères se continue dans les veines et maintienne encore sa rutilance dans leur intérieur.

Dans le même chapitre, un article spécial est consacré à l'examen du système de la veine porte de M. Sucquet.

Dans mon Mémoire, j'ai avancé que les artères ne finissaient pas aux veines à sang rutilant; qu'au delà de ce point, les artères devenaient irrégulières dans leur calibre et marchaient dans l'interstice des tubes, comme une suite de petites flaques très diverses de forme et de grandeur; que ces réseaux injectaient les tubes contournés, certains tubes droits des prolongements médullaires, ainsi que les tubes en anse; que ces tubes étaient également injectables par les capillaires veineux et se comportaient ainsi comme des veines portes; que ces tubes renfermaient une pulpe formée de globuline surtout; pulpe cachant probablement un épithélium clair avec lequel on la confondait; que dans des circonstances bien déterminées ces tubes contenaient de l'hématosine et que ces faits devaient les faire regarder dans leur ensemble comme un système veineux portal décolorant et décomposant le sang pour en former des principes urinaires.

M. Gross trouve mes propositions inattendues et même

extraordinaires, ajoute-t-il avec une intention quelque peu frondeuse. Je n'y contredis pas. Mais pour être cela, elles n'en sont pas nécessairement fausses. J'ajouterai même que si elles étaient attendues et ordinaires, il est probable qu'elles ne seraient pas en discussion. Le langage de M. Gross me rappelle celui d'un professeur d'anatomie d'une de nos facultés qui m'avouait avec abandon, après l'exposé de ces doctrines, que s'il avait connu cela, il ne l'aurait pas dit. Il y a un bon nombre d'hommes très éclairés, aimant sincèrement le progrès, qui aiment, je crois, encore mieux l'ordre. Une nouveauté trop déraillée dérange l'enchaînement méthodique de leurs connaissances et trouble l'ascension graduelle de leur esprit. Il n'y a pas là matière au plus léger blâme, pourvu que la vérité ne reste pas sous le boisseau. Les esprits ont leur tempérament comme les corps. Chacun a un procédé d'étude qu'il préfère. Une vérité nue et sans entregent ne me déplaît pas, à la condition de la défendre, de la vêtir ensuite de mon mieux pour l'introduire décemment dans le monde. Lorsque j'aperçois un grain de vérité dans une gangue terreuse, je déblaye et je lave ce petit filon, en fermant les livres. Je ne prétends pas faire, en cela, mieux qu'un autre. Mais cette méthode a un avantage que j'estime. Elle est lente et je mets ainsi le temps de mon côté. Mais le temps n'est-il pas l'observation répétée, la réflexion mûrie et même l'imprévu de l'esprit, car tel point de vue qui éclaire, apparaît soudainement quelquefois, et laisse, après son rayon, la surprise de le voir être resté si longtemps dans l'ombre. Rien ne s'improvise, et les propositions qui peuvent aujourd'hui paraître des témérités, renferment cependant des années de recherches, de rapprochements et de délibérations méfiantes.

M. Gross ne les a pas traitées comme elles méritaient de

l'être. J'espère qu'on ne se trompera pas sur le sens de ces paroles. Je ne trouve pas mauvais qu'on les attaque. Je les voudrais, au contraire, plus solidement attaquées.

Si j'ai injecté, dit-il, les tubes contournés, ils l'ont été par la rupture des glomérules, rupture qui a versé l'injection dans la cavité des capsules, d'où elle passée dans les tubes. Comment le sait-on? Kolliker et Hyrlht qui ont accrédité cette manière de voir, ont-ils disséqué les corpuscules ainsi injectés? Je l'ai fait très souvent, et ces corpuscules qui devraient faire alors un tout indivisible, si l'injection avait empâté leurs diverses parties, les montrent, au contraire, parfaitement libres. La capsule se détache comme une coque solide et vide, portant à sa surface le tube contourné injecté. Le glomérule qui devrait être déchiré se montre partout intact. L'injection qui aurait dû passer à plein canal de la cavité capsulaire dans le tube, apparaît comme un cylindre finissant sur la capsule par un trait aigu. Tous ces détails se voient sur la figure 2 de la planche 1 de mon Mémoire. L'injection entre dans les tubes soit par les capillaires de la capsule, capillaires les plus faciles à injecter, soit par ceux qui se trouvent sur leur parcours.

Mais, dira-t-on, personne n'a signalé de réseaux sanguins sur la capsule des corpuscules. Ce n'est pas une raison péremptoire pour qu'il n'y en ait pas. La microscopie ne montre pas tout. J'ai lu, dans une des éditions de Kolliker, la description du derme sous-unguéal des doigts. Ce derme n'offrait rien de particulier. Cependant lorsque dans mon travail sur la circulation dérivative des membres et de la tête chez l'homme, je fus parvenu à l'injecter par l'artère brachiale, il fut rempli d'un nombre considérable de vaisseaux, offrant les passages artérioso-veineux les plus larges de cette circulation pour le nombre thoracique.

Il en est de même pour la capsule. Elle est couverte du réseau déformé que forment les dernières divisions des artères du rein, et c'est à ces réseaux remplis d'injection cassante et solide, qu'on doit de pouvoir la détacher de son glomérule comme une coque résistante et vide.

Ces réseaux des artères sortantes des corpuscules sont encore mal connus. On n'a injecté que les principales branches anastomosées entre elles. On n'était pas arrivé jusqu'au point de départ des veines à sang rutilant, encore moins aux réseaux déformés qui alimentent les veines portes. M. Gross pense peut-être que les petites lignes bleues qui représentent ces réseaux dans ses planches, nous les font connaître. Elles nous font connaître ses injections, ce qui est bien différent. Lorsque M. Gross aura injecté complètement ces réseaux, ces lignes bleues ne se verront plus. Tout sera injecté, artères et tubes. Pour s'y reconnaître, il faudra, cette fois, qu'il fasse des macérations dans l'acide hydroclorique, afin de rendre les tubes isolables. Il verra, en les isolant, qu'ils sont perdus dans un chevelu court, et pour s'y retrouver, il devra choisir ceux dont le chevelu aura été le plus détruit par l'isolement, pour observer seulement ceux qui ne portent que des fragments encore adhérents de réseaux. Pour mieux distinguer leurs détails, il devra les laisser sécher, et alors, s'il a la bonne fortune que ces fragments de réseaux s'insèrent sur les côtés des tubes, il pourra voir comment ces tubes s'injectent sans rupture. Si, au contraire, ils s'insérent sur les faces des tubes, il ne verra rien, les tubes étant opaques et les réseaux trop fragiles pour permettre des mouvements d'adaptation des tubes. Ce sera donc à recommencer.

Je n'ai pas lu dans le Mémoire de M. Gross ces diverses manipulations qui sont pourtant le seul moyen de voir les réseaux injectés adhérents aux tubes injectés. Je me suis trouvé en face de ces difficultés, et les figures de tubes portant des débris de réseaux, et même de réseau latéral au tube, se voient dans la planche 3 de mon Mémoire et dans la figure 18.

On n'en est pas encore là généralement. Comment se fait-il donc qu'on invoque des ruptures pour expliquer les injections réussies? Je dis on, parce que cet argument facile est celui de tout le monde sans exception, grands et petits. J'ai injecté beaucoup de reins et assez complètement pour rendre la substance corticale à peu près dure comme du bois, et pourtant, lorsque, dans ces cas, j'isolais facilement les tubes les uns des autres, après leur macération dans l'acide hydrochlorique, je n'ai jamais, je répète le mot jamais, rencontré parmi eux d'épanchement qui les empâtât, et la sûreté des moyens naturels pour conduire le sang à travers tant de méandres, a toujours fait mon admiration.

Quant aux radicules des tubes, la réalité de leur existence n'embarrasse pas davantage. M. Gross ne dit point qu'il n'en a pas observé personnellement, ce qui serait difficile d'après ses injections, mais il écrit qu'il suffit de jeter les yeux sur les planches 3 et 5 de mon Mémoire pour voir qu'il n'y en a pas. Je n'ai pas indiqué ces radicules sur la planche 5, ni dans toutes les figures de la planche 3, mais uniquement sur la figure 18. Elles y sont. Il y en a 7.

M. Gross regarde le contenu des tubes dont il s'agit ici comme un épithélium, et se montre étonné qu'il ait pu m'échapper.

Le véritable épithélium des véritables tubes urinifères ne m'a pas échappé, et j'ai figuré ses cellules régulièrement engrenées les unes dans les autres sur la figure 23 de la planche 3. Mais toute la micrographie regarde, dit-on, le contenu des tubes contournés, des tubes en anse, comme un épithélium. Eh ! mon Dieu oui ! je le sais bien, et ce n'est pas le moindre de mes embarras. Le micrographie est un pouvoir du jour, un pouvoir légitime sous certains rapports ; mais elle est sans doute aussi un pouvoir constitutionnel, avec des institutions de contrôle. En publiant la chimie micrographique, les considérations sur les injections, elle a indiqué elle-même ces diverses garanties de la sûreté de ses observations. Je leur ai adjoint seulement les vivisections qui, en modifiant la circulation du sang rénal, m'ont fourni une preuve de plus de la vascularité de ces tubes. Il n'y a donc pas à craindre que la micrographie méconnaisse la gravité de ces recherches, dont une seule, celle relative à la terminaison des tubes urinifères, pourrait déjà suffire.

Malgré les apparences, le contenu des tubes diffère du tout au tout de l'épithélium des canaux urinifères. Ses cellules volumineuses sont irrégulièrement éparses, sans engrènement qui rappelle la vie. Elles sont plongées dans tous les plans d'une pulpe transparente et granulée qui remplit les tubes en anse, certains tubes droits corticaux, et qui, souvent, dans les tubes contournés plus volumineux, se fige sur les parois internes, où elle simule un épithélium très-épais, laissant une lumière au centre du tube. Cette pulpe s'écoule d'elle-même ou par une très-faible pression ; ce qui n'a pas lieu pour l'épithélium des véritables canaux urinaires. Elle se dissout dans l'eau, ce qui n'arrive pas pour cet épithélium, insoluble même dans l'eau chaude. Lorsqu'on traite cette dissolution par de l'alcool rectifié, elle n'est point troublée si elle est étendue ; mais si on la soumet alors à une chaleur voisine du point d'ébullition de l'eau, il se précipite des flocons blancs.

Les caractères physiques et chimiques de cette pulpe sont ceux de la globuline. M. Gross trouve ces réactions peu concluantes. En quoi ? Ce sont celles qui sont indiquées dans la chimie micrographique de MM. Robin et Verdeil.

Croit-il, par exemple, avoir mieux expliqué la nature du contenu des tubes en anse, quand il dit qu'ils renferment quelquefois une matière transparente signalée par Henle et par Roth, ajoutant entre deux parenthèses (cylindres gélatineux et fibrineux). Des cylindres gélatineux? Mais y pense-t-il? La gélatine est encore un produit artificiel; c'est le résultat de l'ébullition prolongée de l'eau sur certains tissus animaux. Je ne m'arrêterai donc pas à montrer qu'elle ne peut pas exister dans le rein. Des cylindres fibrineux? Ceci est encore plus grave. Il retrouve lui aussi dans les tubes à l'état normal les éléments du sang? Je viens d'y signaler de la globuline; j'y montrerai dans un instant de l'hématosine. Il y rencontre maintenant de la fibrine. Mais je ne dis pas autre chose, et je ne le contredirai pas trop assurément, bien qu'à mon avis, ces cylindres hyalins ne soient pas encore de la fibrine, mais de la globuline très-susceptible de se transformer en fibrine, comme nous le verrons tout à l'heure.

Cette globuline se trouve dans les reins en quantité facile à manipuler, si on ne fait plus de chimie micrographique, et j'ai répété assez souvent l'expérience suivante. J'ai pris la substance corticale des reins, je l'ai hachée très-finement et j'ai fait macérer ce hachis de viande dans deux ou trois fois son volume d'eau pendant six heures, en l'agitant de loin en loin. J'ai alors décanté le liquide rougeâtre de cette macération, et je l'ai traité par un excès d'alcool rectifié. J'ai filtré le produit de ce traitement, et après l'avoir essayé de nouveau par l'alcool sans obtenir de précipité, je l'ai porté sur le feu. Aux premières bulles de vapeur d'eau qui s'élevaient dans ce liquide, il se troublait, et à la température voisine de son ébullition, les bulles de vapeur se trouvaient engagées dans un précipité blanc et ferme qui se éunissait en gros flocons au fond du ballon d'expérience.

Ces flocons ne peuvent être que de la globuline.

Dans le paragraphe suivant, M. Gross annonce qu'à la suite de l'immersion des reins dans une dissolution de chlorure de zinc, j'ai trouvé dans ces canalicules une substance brunâtre, granuleuse, etc. M. Gross se trompe. L'immersion seule du rein dans la chlorure de zinc ne peut point déterminer dans les tubes l'apparition d'une semblable substance. Il est écrit dans ce passage que ce résultat doit être rapporté à la mort par le bulbe rachidien. Depuis la publication de mon Mémoire, j'ai sacrifié des chats (car il s'agit ici de ces animaux) par commotion cérébrale, et je n'ai observé rien de pareil dans leurs reins. D'autres ont succombé par une asphyxie directe, et les canalicules de leurs reins n'offraient aucune trace de ces granulations brunâtres. M. C. Bernard nous a montré depuis longtemps l'influence des lésions du plancher du quatrième ventricule, des pédoncules cérébelleux et des régions voisines des centres nerveux, sur la circulation des organes abdominaux et du rein *particulièrement, dont elles rendent* les urines diabétiques. Les lésions du bulbe rachidien par la *luxation* des premières vertèbres cervicales sont des lésions de même ordre, elles paralysent sur-le-champ les animaux, amènent une asphyxie lente, congestionnent fortement les veines abdominales, et font apparaître dans les canalicules du rein généralement si transparents les granulations noirâtres dont il est question dans ce moment. Elles sont amorphes, *irrégulièrement* disséminées, et lorsqu'on les dessèche pour les traiter ensuite par l'éther, elles se dissolvent lentement dans ce liquide. Ces caractères physiques et chimiques sont ceux de l'hématosine. M. Gross assure encore que ces réactions sont peu concluantes. Pourquoi ? M. Gross ne s'explique pas plus longuement.

S'il fallait aller plus loin dans l'interprétation de ce fait de physiologie morbide, on pourrait peut-être penser qu'il y avait une action réflexe du bulbe sur les nerfs vaso-moteurs du rein, et que la fin de cette action trouble la circulation de ses vaisseaux. On pourrait même peut-être croire que ce sont les capillaires veineux qui sont ainsi influencés ; car l'hématosine apparaît surtout dans les tubes placés sur le trajet des troncs veineux. J'ai sous les yeux des pièces sur lesquelles il est facile de le constater.

Je ne quitterai pas l'examen relatif au contenu de ces tubes sans parler des globules graisseux qu'on a signalés dans leur intérieur. M. Gross dit qu'il n'en a pas rencontré dans l'état normal, et attribue leur présence à l'action de l'acide hydrochlorique, dans lequel ces tubes avaient macéré. Action sur quoi? Sur l'épithélium des tubes apparemment. Mais la graisse pourrait donc être maintenant un produit artificiel, un produit facile à reconstituer de toutes pièces? Je n'insiste pas. Je renvoie ce nouvel aperçu à M. Berthelot. Henle, Kolmann, Schweiger-Seidel, Wittich l'ont signalée dans les tubes à l'état normal, et bien d'autres, après eux, dans les cas de maladie de Bright, et sans *l'intervention d'acide hydrochlorique. Qu'elle se montre* d'ailleurs à l'état normal ou pathologique du rein, cette infiltration graisseuse ne produit pas des urines graisseuses. La présence de la graisse dans les urines est un fait très-rare, et si les tubes qui en contiennent étaient des tubes urinifères, il devrait y en avoir toujours plus ou moins. La graisse n'est pas une substance à éliminer pour se trouver ainsi dans des tubes ouverts au dehors, et les canaux qui en renferment ne sont pas des canaux excréteurs urinifères.

Cependant les cellules épithéliales s'élèvent de plus en plus en dignité. Autrefois les tubes, et par conséquent leurs cellules, étaient déshérités de toute sécrétion, et la micrographie française est partagée encore sur ce point en deux fractions, au moins pour la pathologie. Ce que les cellules ne feraient pas dans l'état normal, elles peuvent le faire dans l'état de maladie, dans la maladie de Bright par exemple, dans laquelle les tubes sont obstrués de produits fibrineux ou graisseux. Mais les histologistes allemands inclinent de plus en plus à gratifier les tubes de la faculté sécrétante. Ils les partagent en portion initiale ou sécrétante et en portion terminale ou excrétante, frappés déjà des différences que ces tubes offrent entre eux. Les cellules de la première portion sécréteraient, les autres non. Mais que sécréteront-elles? On ne s'explique pas encore très-clairement sur ce sujet. Elles auront fort à faire si elles sont forcées de produire tout ce qui se trouve dans les urines, soit en santé, soit en maladie : de la graisse, de la fibrine, de la globuline, de l'albumine, des principes urinaires, les sels du sang, de l'eau, des gaz, etc., etc. Enfin elles sécréteront, et même après avoir versé leurs produits dans les tubes, elles pourront en reprendre quelques-uns, l'albumine par exemple. Elles ont là une grosse tâche, sans compter les autres, et une tâche qui ne comporte pas d'interruption. L'eau des urines provenant du sérum sanguin, l'albumine qu'elle contenait doit être en assez grande proportion, et les cellules épithéliales n'auraient-elles que la mission de rapatrier cette albumine égarée dans des tubes ouverts, qu'elles seraient encore des cellules très-occupées. Cette albumine rentre, dit-on, des tubes dans les cellules. Et après? Des cellules, où? Dans les capillaires, je suppose, car on n'en dit rien. Mais par quelle force ce mouvement des liquides albumineux est-il opéré? Par la différence de pression qui existe quelquefois, dit-on, entre les tubes et les capillaires. Mais la pression ne produit pas de dialyse, c'est-à-dire un choix. Elle produit des exsudations, des exsudations aveugles, et tout ce qui se trouverait en dissolution dans les tubes rentrerait alors indistinctement dans les cellules et les vaisseaux. Et puis, afin d'épuiser ces doctrines, cette direction des tubes aux cellules ne saurait être permanente, puisque les cellules doivent verser les produits de leur sécrétion dans les tubes. Comment ce courant sera-t-il interverti et un courant inverse de dehors au dedans du tube sera-t-il rétabli? Je n'en sais rien, car on n'en dit rien.

J'ai accepté l'hypothèse d'une différence de pression dans les tubes et dans les interstices des capillaires afin de démontrer son inanité comme cause de mouvement dialytique des liquides des uns dans les autres. Mais j'aurais pu m'en dispenser. L'idée de cette pression est, en effet, contradictoire de leurs idées sur la disposition des tubes. Cette pression intratubulaire ne pourrait exister, les tubes étant ouverts.

Une grande partie des considérations précédentes pourrait s'appliquer à la physiologie de la fonction rénale telle qu'elle est enseignée dans notre pays, si cette physiologie ne devait pas être ruinée par l'anatomie. La transudation des liquides du sang à travers les tuniques artérielles du glomérule malpighien, ne peut pas être, comme on le dit, une dialyse entraînant uniquement l'eau et les principes salins et urinaires. La pression excentrique du sang sur les parois des artères y fait exsuder du sérum et non des urines.

Puisque j'ai été conduit à parler de la maladie de Bright, j'en dirai encore quelques mots. Croit-on que son étiologie ne serait pas plus claire, si les tubes du rein étaient des veines? Au lieu de canaux urinifères, encombrés d'exsudats de forme croupale, on aurait sous les yeux des phlébites par cause alcoolique, goutteuse, etc. Dans les cas d'ingestion de phosphore, on verrait encore des phlébites par cet agent irritant que les reins sont chargés d'éliminer. L'ensemble des symptômes encore si obscurs de l'urémie, recevrait peut-être alors quelque interpretation, de l'excès des globules sanguins accumulés dans le sang par l'impuissance de ces veines portes à les détruire désormais, et par l'insuffisance des autres systèmes portaux de l'abdomen à les remplacer indéfiniment.

Ces tubes sont en effet des veines portes dans lesquelles le sang subit des réactions comparables à celles qu'il éprouve dans les capillaires veineux généraux, mais plus étendues, c'est-à-dire le dégagement de l'oxigène des hématies et les oxidations qui suivent la mise en liberté de ce gaz. Les systèmes veineux portaux ont vraisemblablement pour but dans l'économie des animaux, de diminuer la pression que le sang supporte dans son cours et de faciliter cet ensemble de phénomènes dans des proportions diverses, pouvant déterminer des produits variés. Aucun système de veines portes n'est mieux installé anatomiquement pour obtenir de semblables effets. Après avoir parcouru des artères à triple réseau successif, le sang déjà bien ralenti entre dans ces veines où il n'a plus de cours réel, les racines artérielles et veineuses se trouvant entremêlées à leur surface. Il n'en sort que par un trop plein. La pression qu'il y supporte doit donc être très-faible, le dégagement de l'oxigène plus facile et ses réactions plus profondes.

Elles sont assez profondes en effet, pour décolorer entièrement le sang, ce qui n'arrive pas complètement dans des cas analogues dont nous allons bientôt parler et dans lesquels le sang ne supporte plus aucune pression. Mais les oxidations dans ces veines portes se trouvent favorisées par la température du rein et par la division du sang en filets tenus et innombrables. Ces oxydations attaquent non-seulement l'hématosine qu'elles détruisent pour la transformer en principes urinaires, mais encore la globuline des hématies, car cet élément histologique rentré dans la circulation générale du rein, n'est plus susceptible de se métamorphoser en fibrine. Le sang des veines émulgentes ne donne pas de fibrine par la coagulation, ainsi que nous l'a appris M. C. Bernard. Les globules graisseux et l'acide carbonique des urines sont encore d'autres résultats de la combustion respiratoire dans ces veines portes du rein.

Mais, dira-t-on, tout cela n'est que conjectural. Cela pourrait être possible. Mais du possible au réel il y a loin. Cette décoloration du sang par la destruction de l'hématosine, cette mise à nu de la globuline des hématies par le fait du dégagement de l'oxigène à la suite de la diminution de la pression du sang dans ces veines portes, cette production de principes urinaires, paraissaient même sans fondement. Le sang sorti de ses vaisseaux et ne supportant plus aucune pression, est-il décoloré pour cela? Sa globuline devient-elle libre? Y trouvons-nous des principes de l'urine?

Je sais toute la réserve dont il faut entourer les généralisations relatives aux faits de la physiologie, à cause de la complexité de leurs lois, mais pourtant, après examen, je crois devoir exposer ici quelques points de vue nouveaux.

A-t-on bien étudié les caillots sanguins décolorés après la mort dans le cœur et les gros vaisseaux pectoraux? Ils sont souvent décolorés, quelquefois par place seulement, quelquefois dans toute leur épaisseur et représentent alors des traînées de fibrine rougeâtre. Pourquoi sont-ils ainsi décolorés plus ou moins? Ils étaient primitivement rouges, ils le sont encore par places. Ce n'est pas le sérum qu'ils renfermaient qui en se séparant d'eux insensiblement a dissous et entraîné leur hématosine. Les hématies sont insolubles dans le sérum et le sérum suinte des caillots avec la transparence que nous lui connaissons et que nous lui voyons tous les jours dans la saignée. Pourquoi donc ces caillots sont-ils décolorés et transformés en fibrine?

Le problème de la coagulation spontanée du sang et de l'apparition spontanée de la fibrine incolore a été très-débattu et reste encore aujourd'hui sans solution satisfaisante. Le sang en circulation dans les vaisseaux, s'y coagule lorsqu'on interrompt ou qu'on gêne son cours. Il se coagule spontanément aussi lorsqu'il sort de ses vaisseaux, et dans ces divers cas il se produit de la fibrine.

Deux théories sont en présence pour expliquer ces phénomènes et la métamorphose du sang qui les accompagne. Ni A. Schmit, ni Denis de Commercy ne sont parvenus à les éclairer. Pourquoi les matières qu'ils supposent en dissolution dans le sang normal, ne s'y coagulent-elles pas ou ne s'y dédoublent-elles pas sans cesse, attendant, pour le faire, la sortie de ce liquide hors de ses vaisseaux, ou des obstacles à sa circulation?

Le sang normal est un liquide albumino-salin dans lequel d'innombrables hématies se trouvent suspendues. Ces globules sont des organites qui ne peuvent s'y maintenir que sous certaines conditions chimiques et physiques. Je ne dirai rien des conditions chimiques étrangères au fait qui détermine la coagulation du sang. Mais il n'en est pas de même des conditions physiques. Malgré la diversité des apparences, les conditions physiques de la stabilité du sang se réduisent à une seule : la permanence d'une pression exercée par le système sanguin et suffisante pour s'opposer au dégagement de l'oxygène du sang mal fixé par les hématies. Pour se rendre un compte exact de l'exercice de cette pression, il ne faut pas oublier que le sang est un liquide incompressible, comme tous les liquides, et qu'une pression exercée sur ses surfaces ne peut être transmise à ses différentes parties qu'autant que ces parties pourront être mises en mouvement. L'immobilité forcée du sang ou des obstacles à son mouvement signifient donc absence ou diminution de pression dans ses diverses parties.

Partout où le sang se coagule, nous trouvons cette diminution de pression devançant la coagulation, soit à l'intérieur des vaisseaux, à la suite de la ligature des artères, soit après l'introduction dans ces canaux de corps étrangers, soit lorsque le sang s'échappe au dehors. Mais ce fait physique devient, à son tour, cause d'un fait physique nouveau : le dégagement de l'oxygène charrié par les globules sanguins. Ce second fait nous est affirmé par le changement de couleur des hématies et par la disparition graduelle de ce gaz dans le caillot sanguin. Les recherches de M. C. Bernard sur le déplacement de l'oxygène du sang, par le gaz oxyde de carbone, ne laissent aucun doute sur ce dégagement et cette mise en liberté progressive.

Mais ces faits physiques deviennent elle aussi la cause de faits nouveaux, de faits chimiques maintenant. L'oxygène à l'état naissant dans les hématies désormais sans pression, oxyde les substances protéiques qui le renfermaient. Cette oxydation nous est révélée par la formation de plus en plus abondante d'acide carbonique dans le caillot sanguin. Mais cette production d'acide carbonique n'est pas le seul résultat des combustions déterminées par l'oxygène. Le carbone dégagé a bien été emprunté à quelque élément, et l'élément qui l'a fourni ne peut l'avoir fait sans être décomposé. Cet élément est particulièrement l'hématosine des globules sanguins. Cette réaction nous est apprise par la sensibilité spéciale de l'hématosine à toute oxydation, par la disparition de ce principe dans les caillots sanguins vasculaires, et par l'apparition dans le sang à l'état de liberté d'un autre principe composant les hématies, de leur globuline. Les hématies contiennent, en effet, la substance essentiellement coagulable du sang. Tant qu'elles ont persisté dans leur intégrité, cette substance était emprisonnée dans les globules, sa puissance coagulante n'était pas née. Après l'oxydation, tout change de face.

Des différences très-sensibles dans la destruction de l'hématosine, c'est-à-dire dans la décoloration plus ou moins complète du sang, dans l'oxydation et la coagulation plus ou moins rapides de la globuline mise à nu, s'observent tous les jours. Ces différences sont dues, pour la plus grande partie, à la température qui a présidé à l'union de l'oxygène et des hématies dans le poumon de l'animal vivant, et qui préside à leur désunion dans les caillots sanguins, température qui a rendu primitivement leur combinaison plus ou moins stable, qui favorise maintenant ou ralentit le dégagement du gaz, et précipite ou attarde les changements de coloration de l'hématosine et la coagulation de la globuline. Suivant que l'oxygène se dégage plus ou moins rapidement, les résultats de ce dégagement peuvent varier soit dans le mode de leur évolution, soit même dans l'élément protéique plus particulièrement oxydé. Dans les dégagements lents, l'hématosine, moins atteinte, persiste et se dissout ensuite dans le sérum jusque là transparent. Mais cette dissolution elle-même est un signe de la destruction des hématies, et leur globuline paraît ici plus particulièrement affectée, car sa mise à nu très-lente n'ajoute rien à la fermeté du caillot sanguin formé lors du premier dégagement de l'oxygène.

La globuline, coagulante et transparente d'abord, se ramasse, après son oxydation, en un caillot qui devient de plus en plus opaque, de plus en plus ferme, et se transforme, par une évolution intime, en caillot insoluble dans l'eau et fibrineux.

Mais le carbone que l'analyse retrouve dans l'acide carbonique formé pendant la coagulation du sang, n'était pas seul là où l'oxygène l'a entraîné dans ses combinaisons. Aussi l'acide carbonique n'est-il pas le seul produit des oxydations que l'analyse retrouve dans le sang coagulé. Elle y montre également des principes urinaires, et je pense que ces matériaux de l'urine sont dus particulièrement à l'oxydation de l'hématosine. Il suffit à cette substance d'absorber une quantité plus ou moins grande d'oxygéne pour passer de l'état d'hématosine à celui d'urée, d'acide urique, etc., etc. L'hématosine est de tous les éléments protéiques du corps des animaux celui qui se rapproche le plus des produits cristalloïdes de l'urine, soit par la composition, soit par la forme cristalloïde qu'elle est susceptible de prendre quelquefois, soit par les substances colorantes des urines, dérivés de l'hématosine et contenant du fer comme elle. Cette production de principes urinaires n'exclut pas, à mes yeux, la formation de ces principes dans l'intérieur des vaisseaux. La théorie du dégagement de l'oxygène par la diminution de la pression qu'il doit supporter, offre tous les degrés possibles de ce dégagement, par tous les degrés possibles de diminution de cette pression, et trouve sa place partout où cette diminution se produit. Elle explique partout l'apparition des principes urinaires, soit dans les veines portes de l'intestin dans les cas d'urémie, soit dans les veines portes du rein dans la fonction urinaire, soit dans les capillaires enflammés des articulations goutteuses, soit au dehors de l'économie dans la coagulation du sang. Cette théorie est donc générale, et cette théorie qui paraissait une conjecture sans autorité lorsqu'elle était isolée dans l'étude du rein, acquiert ainsi une grande valeur par l'unité qu'elle donne à des faits très-éloignés les uns des autres en apparence, mais qui sont reliés cependant par le point de départ et la subordination des phénomènes qu'ils présentent. Enfin elle fait également comprendre comment une certaine quantité de globuline peut se trouver soit dans les tissus cellulaires de l'économie, soit dans les sérosités normales des grandes cavités, tissus et sérosités plus ou moins coagulables, quand elles arrivent au contact de l'air, où elles absorbent probablement de l'oxygène, si toutefois il est démontré que ces coagulums sont de nature fibrineuse.

Cette digression, qui n'était pas sans utilité, m'a cependant éloigné beaucoup de l'examen du Mémoire de M. Gross sur la structure du rein. Revenons-y pour la dernière fois.

M. Gross se refuse à voir, dans l'ensemble des tubes contournés et dans certains tubes droits, des prolongements médullaires, et dans les tubes en anse, un ensemble de veines constituant un système portal dans le rein des mammifères, par la raison que ce système portal ne ressemble pas à celui des autres vertébrés. Mais dans la longue série des êtres et des appareils organiques, la forme est essentiellement ondoyante et mobile; le fond seul est respecté. La forme extérieure du rein est-elle donc immuable parmi les vertébrés? La forme intérieure même du rein, plus en rapport cependant avec la fonction, est-elle fixe également? N'y a-t-il pas des vertébrés chez lesquels la substance corticale est à l'état rudimentaire? La fonction s'exécute avec la substance médullaire presque seule. La substance médullaire, avec son système sanguin, ses veines dérivatives à l'extrémité des grandes branches artérielles, ses veines portes en anse, et ses divisions de plus en plus déliées de ses tubes urinifères, constitue, en effet, un rein suffisant dans les quatre embranchements des vertébrés inférieurs. Dans ces animaux, la fonction urinaire est presque réduite à sa partie chimique, leurs urines étant plus ou moins consistantes. Les poissons, les batraciens, les reptiles et les oiseaux, consomment peu de liquides. Mais chez les mammifères, qui boivent beaucoup plus, le rein a reçu des modifications dans sa forme intérieure. On peut dire, d'une manière générale, que la substance corticale a pris de l'importance dans ces animaux, et qu'elle y constitue comme un rein surajouté au rein médullaire. Cette portion supplémentaire du rein est installée en vue d'une élimination plus abondante de liquides. Son système artériel, beaucoup plus riche que son analogue médullaire, est encore plus difficile à parcourir, à cause de ses réseaux contournés, placés à la suite les uns des autres. Le sang, foulé et attardé dans son intérieur, laisse transuder à la surface des artères une plus grande quantité de liquides séreux, et correspond ainsi aux nécessités nouvelles de la fonction chez les mammifères. La forme des artères dans le rein cortical a déterminé ensuite, comme elle le fait toujours, celle des veines portes corticales qu'elles alimentent. Dans la moëlle, les veines portes sont en anse, comme les artéres en anse de cette région. Dans l'écorce, elles sont contournées sur les artéres contournées et droites avec les artères droites des prolongements médullaires. La structure intérieure du rein des vertébrés mammifères a été accommodée aux besoins de la fonction, et la forme de son système portal établie sur la forme des artères spécialement chargées de leur distribuer le sang.

Je ne terminerai point sans résumer sommairement les actes dont la réunion préside à la formation des urines.

Le système artériel laisse transuder entre les tubes la

sérosité du sang. Les veines portes lui ajoutent, par une dialyse exosmotique, les principes urinaires. Les arborisations des tubes urinifères les lui enlèvent par une dialyse endosmotique, avec l'eau et les sels du sang. Le produit de cette dernière dialyse est l'urine L'albumine rentre dans la circulation par les capillaires veineux généraux.

Ces déductions de l'anatomie nouvelle des reins et l'interprétation facile qu'elles fournissent aux faits de l'urination, soit en santé, soit en maladie, auraient besoin de développements plus étendus. Mais je reviendrai sur ce sujet et plus longuement que ne le comporte ce commentaire sur le Mémoire de M. Gross.

FIN

IMPRIMERIE DE ALP. BRELET, RUE NEUVE, A AURILLAC

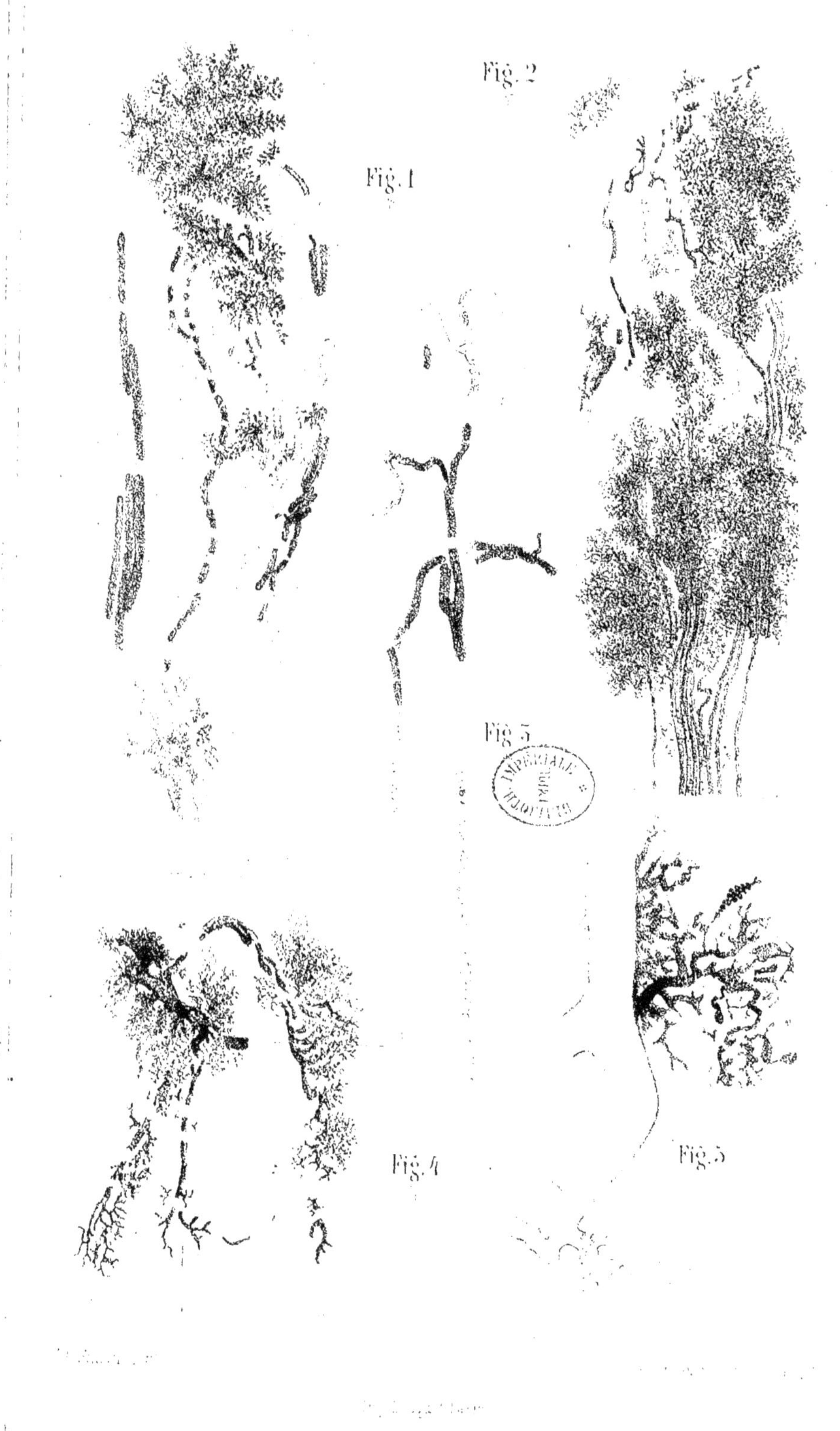
Fig. 2
Fig. 1
Fig. 3
Fig. 4
Fig. 5

Explication de la Planche

REIN DU MOUTON (Ovis Aries)

Injections des tubes urinifères par les pores de la crête papillaire du rein.

Pièces préparées par écrasement entre deux lames de verre

Figure 1. — Arborisations touffues des tubes urinifères dans la substance corticale du rein. — Gross. $\frac{20}{1}$

Figure 2. — *Idem.* Gros. $\frac{18}{1}$

Figure 3. — Injection rudimentaire d'un tube urinifère et de ses branches récurrentes dans la substance corticale du rein. — Gross $\frac{20}{1}$

Figure 4.—*a*, Périphérie du rein. Arborisations touffues de l'extrémité d'un tube urinifère *b*, et de ses branches récurrentes *c*, *d*, *e*. — Gross. $\frac{30}{1}$

Figure 5. — Détails de l'arborisation d'un rameau d'un tube urinifère récurrent dans la même région. Ramuscules terminaux cavitaires. — Gross. $\frac{60}{1}$

www.ingramcontent.com/pod-product-compliance
Ingram Content Group UK Ltd.
Pitfield, Milton Keynes, MK11 3LW, UK
UKHW020948220726
13924UKWH00002B/569

9 782019 917364